Diäten machen dick

# ESSS - ESSEN SIE SICH SCHLANK

# SCHLANK

## Mit einfachen und schnellen Rezepten

P.Geßner

Patricia Geßner

Ramgestraße 21

46145 Oberhausen

ISBN: 1496169166
ISBN-13: 978-1496169167

III

# Inhalt

# Warum Diäten nicht funktionieren

In der westlichen Welt führen die Menschen seit Jahrzehnten einen Kampf - den Kampf gegen ihre eigenen Körper. Auf Biegen und Brechen soll die Figur einem Schönheitsideal entsprechend geformt werden, oft mit Sport, meistens durch Nahrungsmittel-reduktion. Unzählige Diäten sind seither entstanden, es gibt massenhaft Bücher darüber, Light-Produkte, um fettarm zu essen, Süßstoffe, um Zucker zu vermeiden, Brote, die wenig Kohlehydrate, dafür mehr Eiweiß enthalten. Millionen Menschen sind umgeben von einem Überfluss an Nahrung und hungern trotzdem Tag für Tag. Diäten, Verzicht, ein schlechtes Gewissen beim Essen und trotzdem lautet das Resultat: Die Menschen werden immer fetter. Wie geht das zusammen?

Die Ursache für eine Gewichtszunahme ist in der Regel einer der folgenden Gründe:

1. Sie essen mehr als Sie verbrauchen und nehmen dadurch zu. Wenn Sie so viel essen, wie Sie verbrennen, halten Sie Ihr Gewicht. Essen Sie weniger, als Sie verbrauchen - erzeugen also eine negative Kalorienbilanz - nehmen Sie ab. Wie Sie die für Sie individuell richtige Menge an Nahrung herausfinden, mit der Sie nachhaltig und ohne zu hungern

abnehmen, das erfahren Sie in diesem Buch.

2. Sie essen grundsätzlich weniger, als Sie Ihrer Größe, Ihrem Gewicht und Ihrer täglichen Bewegung entsprechend verbrauchen dürften. Sie haben schon etliche Diäten gemacht, alle nur mit kurzfristigem Erfolg. Meistens waren die verlorenen Kilos schnell wieder drauf und oft auch noch ein paar mehr. Sie essen nur noch 1400, 1200 oder sogar 1000 Kalorien täglich und können damit so gerade eben Ihr Gewicht halten, bei jedem kleinen Ausrutscher geht der Zeiger der Waage nach oben. Sie haben Ihren Stoffwechsel geschädigt und müssen ihn wieder auf Vordermann bringen, wenn Sie ausreichend essen und dabei schlank sein möchten. Wie das geht, erfahren Sie in diesem Buch.

3. Sie haben an Ihrer Ernährung gar nicht viel geändert und nehmen schlagartig zu. Sie fühlen sich müde, schlapp und antriebslos. Möglicherweise liegt eine Stoffwechselerkrankung vor, eine Unterfunktion der Schilddrüse etwa kann eine Ursache für eine plötzliche und unerklärliche Gewichtszunahme sein. Lassen Sie das medizinisch abklären.

Übergewicht führt zu Unzufriedenheit und Frustration und die meisten Menschen entscheiden sich früher oder später dafür, etwas dagegen zu unternehmen. Dann ist es naheliegend, mit einer Diät anzufangen. Diäten gibt es in allen möglichen Formen wie Sand am Meer, aber meistens funktionieren sie nach demselben

Prinzip: Die Nahrungs- und damit Kalorienzufuhr wird auf eine gewisse Kalorienzahl beschränkt. Teilweise werden Ihnen die Gerichte, also Frühstück, Mittagessen, Abendbrot, eventuell Zwischenmahlzeiten, im Detail vorgeschrieben, oder Sie können sich Ihr Essen selbst zusammenstellen, haben aber nur eine beschränkte Auswahl an Lebensmitteln zur Verfügung. Dazu gehören üblicherweise Salat, Gemüse, Obst (die weniger zuckerhaltigen Sorten), Reis, mageres Fleisch, Fisch, Magerquark und Joghurt. Aus diesen Lebensmitteln lassen sich nur sehr kalorienreduzierte Gerichte zusammenstellen und wie bei den meisten Diäten beträgt die tägliche Kalorienzufuhr im Schnitt etwa 1000-1200 Kalorien, manchmal sind es 1400, manchmal auch nur 800. Dazu kommt der Rat, so viel wie möglich zu trinken, natürlich kalorienfrei, und kräftig Sport zu treiben. Hoch motiviert legen Sie los und werden schnell mit den ersten Gewichtsverlusten belohnt, die im Laufe der Zeit immer kleiner werden. Parallel dazu steigt die Unzufriedenheit, Ihr Sportprogramm können Sie im Alltag nicht immer so durchziehen, wie Sie es wollen, manchmal wollen Sie auch nicht, weil Sie sich müde und schlapp fühlen. Sie möchten mal wieder was anderes essen, etwas Süßes, etwas Fettiges, Hauptsache etwas Ungesundes. Sie werden "rückfällig", geben Ihrem Heißhunger nach, zuerst einmal, dann immer öfter. Sie sind von Ihrem schlechten Gewissen geplagt, auf der Waage tut sich nicht mehr viel. Irgendwann sind Sie wieder komplett in Ihre alten Essgewohnheiten gefallen, die verlorenen

Pfunde sind wieder da und haben womöglich noch ein paar Freunde mitgebracht. Der Jo-Jo-Effekt hat zugeschlagen und schuld daran ist nur Ihr Mangel an Disziplin. Ist es doch, oder?

In Wirklichkeit ist Folgendes passiert: Ihr Körper nimmt die plötzliche Reduzierung der Nahrungsmittelzufuhr mit Besorgnis zur Kenntnis. Lange schaut er sich das nicht an, bis er Maßnahmen ergreift, um einen möglichen Hungertod zu vermeiden oder wenigstens die Zeit bis dahin so lange wie möglich hinauszuzögern, in der Hoffnung, dass die Nahrungsmittelknappheit nur vorübergehend ist und bald ein Ende hat. Er reagiert innerhalb einer Woche, meistens nach wenigen Tagen, manchmal auch schon nach 36 Stunden, je nachdem, wie oft er eine solche "Hungersnot" schon erlebt hat. Zuerst verliert er sehr viel Wasser, was die Ursache für den oft hohen Gewichtsverlust am Anfang einer Diät ist. Vor allem stark übergewichtige Menschen nehmen zu Beginn schnell viel ab, denn in Fettzellen ist viel Wasser gespeichert. Das Wasser lagert sich nach einer Diät aber wieder genauso schnell ein, wie es zu Beginn verloren gegangen ist.

Als Nächstes baut der Körper Muskelmasse ab, denn das Muskeleiweiß daraus stellt schnell verfügbare Energie dar. Muskeln verbrennen zudem mehr Kalorien und daher ist es sinnvoll, um eine Notzeit zu überbrücken, diese Energieverschwender zu reduzieren. Vor allem aber ist es für den Körper wichtig, die Zentrale, also das Gehirn zu versorgen, und das kann mit Fett nun mal nichts anfangen, die Eiweißbausteine aus den Muskeln tun es aber zur Not auch. Sport während der Diät schützt nicht vor dem Muskelabbau, erst recht nicht, wenn es sich um Ausdauersportarten, die während einer Diät sehr beliebt sind, handelt. Ausdauersportarten wie Laufen, Fahrrad fahren, Crosstrainer etc. fördern, wie der Name schon sagt, die Ausdauer und weniger das Muskelwachstum. Das Muskeleiweiß muss als Energielieferant herhalten, dabei kann es auch einen lebenswichtigen Muskel treffen, nämlich das Herz. Es gibt Leute, die wegen einer strengen Diät - trotz Sport - schon mit Mitte, Ende Zwanzig einen Herzschrittmacher bekommen mussten. Der Körper braucht zum Aufbau ebenso wie zum Erhalt von Muskelmasse Energie, die ihm über die Nahrung in Form von Kalorien zugeführt wird. Während einer Diät hat der Körper aber kaum genug, um die grundlegendsten Körperfunktionen aufrechtzuerhalten und erst recht keine Energie für die Muskeln übrig.

Das "Energiesparprogramm" des Körpers hat aber noch mehr in petto. Für die Verdauung wird nicht mehr so viel Energie aufgewandt, der Darm hat ja sowieso nicht mehr so viel zu tun und das bisschen Verstopfung ist jetzt das kleinste Problem, wenn es ums nackte Überleben geht. Außerdem wird die Körpertemperatur gesenkt und noch ein "Energieräuber" ruhiggestellt, nämlich die Fettverbrennung. Die Fettverbrennung verbraucht sehr viel Energie, die der Körper im Moment nicht zur Verfügung hat. Nun könnte der Körper an die Fettreserven gehen, das ist ja der Sinn einer Diät. Er tut es aber nur sehr widerstrebend, er ist ein echter Geizhals, was das betrifft, und minimiert lieber seinen Bedarf. Diese Sparmaßnahmen senken den Kalorienbedarf erheblich, insgesamt kann der Körper seinen Verbrauch um bis zu 50 % seines eigentlichen Bedarfs reduzieren.

Diese Sparmaßnahmen gibt der Körper nicht auf, sobald Sie Ihre Diät beenden, im Gegenteil. Aufgeschreckt dadurch, dass die Zeiten des Nahrungsmittelüberflusses vorbei zu sein scheinen, fängt er jetzt erst recht an zu hamstern. Zu Recht, denn in der Geschichte der Menschheit hat es diese Form des Schlaraffenlandes, wie wir es kennen, kaum je gegeben. Dieser Überfluss an Nahrungsmitteln besteht erst seit einer überschaubaren Zeit und er kann schnell wieder beendet sein. In den Jahrmillionen der menschlichen Existenz sind ein paar Jahrhunderte nur ein Wimpernschlag. Daher ist es sinnvoll, dass dieser Überlebensmechanismus nach wie vor funktioniert, um sich zumindest über Zeiträume, in denen wenig Nahrung zur Verfügung steht, zu retten, bis der lange Winter oder Dürreperiode überstanden ist.

Nach der künstlichen Hungersnot, die wir unserem Körper in Form einer Diät aufgezwungen haben, läuft der Stoffwechsel erst mal weiter auf Sparflamme. Das kann Wochen nach Beendigung der Diät weitergehen und bis zu einem Jahr dauern, bis der Stoffwechsel wieder so läuft wie vorher. Mittlerweile sind Sie längst wieder zu Ihren alten Essgewohnheiten zurückgekehrt. Die Einsparungen, die der Körper vorgenommen hat, werden aber erst nach und nach wieder aufgegeben, manchmal auch gar nicht. Die Muskelmasse, die der Körper während der Diät abgebaut hat, kommt nicht von alleine wieder, sie muss wieder aufgebaut werden. Logischerweise passiert in dieser Zeit, in der Sie wieder normal essen und der Stoffwechsel noch vermindert läuft, dass sich die Pfunde erneut ansammeln, was dazu führen kann, dass die nächste Diät gestartet wird, bevor sich der Stoffwechsel von der Letzten erholt hat. Ein Teufelskreis und der Grund, warum eine Diät mit einer stark reduzierten Energiezufuhr, womöglich in Verbindung mit einem erhöhten Bedarf wegen eines harten Sportprogramms, zu dem berüchtigten Jo-Jo-Effekt führen kann. Mit der ESss - Essen Sie sich schlank -Methode wird genau das verhindert.

# Nicht zuviel essen - und nicht zuwenig

Mit radikalen Hungerkuren wird das Gegenteil des gewünschten Effektes erzielt. Statt endlich schlank zu werden und Essen unbekümmert genießen zu können, wird eine Spirale des Zu- und Abnehmens in Gang gesetzt, bei der das Abnehmen immer schwerer und das Zunehmen dafür immer leichter wird. Dazu wird der Kreis an Lebensmitteln, der ohne Reue verzehrt werden darf, immer kleiner. Fett ist böse, Kohlenhydrate sind schlecht, Süßigkeiten sind erst recht verboten. Selbst wenn Sie Ihr ersehntes Gewicht erreicht haben, stehen Sie vor dem nächsten Problem, nämlich das Gewicht auch zu halten. Dazu gehört höchste Disziplin und früher oder später schleichen sich die Kilos wieder ein, sei es, weil das Essverhalten wieder nachlässiger wird oder weil sich mit zunehmenden Alter der Stoffwechsel noch weiter verlangsamt. Von vernünftigem, entspannten Essen kann keine Rede sein und nur wenige Diäten zeigen auf, wie nach der Abnahme das Gewicht zu halten ist. Manche stellen sogar von vornherein klar, dass der eingeschlagene Weg auf Dauer gegangen werden muss. Also ewig auf Diät? Was ist zu tun, um sich nicht weiter quälen zu müssen und die Jo-Jo-Falle zu umgehen? Nicht in die Jo-Jo-Falle zu tappen bedeutet, die Kalorienzufuhr zu verringern, ohne dem Körper zu signalisieren, dass eine Hungersnot ausgebrochen ist.

Dazu ist die Kenntnis einiger elementarer Dinge wichtig und wir kommen zum Kern der ESss - Essen Sie sich schlank-Methode. Nach wie vor gilt, dass eine negative Energiebilanz eine Abnahme bewirkt. Bei einer ausgeglichenen Energiebilanz bleibt dass das Gewicht gleich. Die Menge an Kalorien, die dem Körper zugeführt wird und mit der Sie weder zu- noch abnehmen, das ist der Gesamtumsatz. Der Gesamtumsatz setzt sich aus zwei Komponenten zusammen: dem Grundumsatz und dem Leistungsumsatz.

Grundumsatz: Der Grundumsatz ist im Wesentlichen abhängig von Größe, Gewicht, Geschlecht und Alter des Menschen und ist die Kalorienmenge, die der Körper braucht, um die grundlegenden Funktionen aufrechtzuerhalten. Dinge wie Atmung, Verdauung, das Herz-Kreislauf-System, die Tätigkeiten der Organe usw. gehören dazu. Der Grundumsatz ist die Energie, die verbraucht wird, selbst wenn Sie den ganzen Tag schlafend im Bett verbringen, weil die Grundfunktionen rund um die Uhr, 24 Stunden am Tag, 7 Tage die Woche weiter laufen. Die Menge an Energie, die der Körper braucht, um ordentlich arbeiten zu können, muss täglich zugeführt werden, ansonsten fängt der Körper an, effizienter zu arbeiten und Energie einzusparen.

Leistungsumsatz: Obendrauf auf den Grundumsatz kommt der Leistungsumsatz. Das ist die Energie, die Sie mit Ihren täglichen Aktivitäten verbrauchen. Ab dem Zeitpunkt, an dem Sie morgens Ihre Beine aus dem Bett schwingen, verbrennen Sie zusätzliche Energie mit Ihren täglichen Aktivitäten, angefangen mit der Morgenhygiene, dem Zubereiten und Essen Ihres Frühstücks, dem Weg zur Arbeit, die Arbeit an sich (auch denkende Tätigkeiten verbrauchen Energie), dem Haushalt, mit Sport etc. Die alltäglichen Aktivitäten summieren zum Leistungsumsatz, je aktiver Sie sind, desto höher der Leistungsumsatz.

Gesamtumsatz: Der Gesamtumsatz ist die Summe aus Grundumsatz und Leistungsumsatz.

Für eine Abnahme ist es wichtig, dass Sie eine negative Energiebilanz erzeugen, also unterhalb Ihres Gesamtumsatzes bleiben. Sie essen weniger, als Sie verbrauchen. Dass es eine Grenze nach oben gibt, ab der es zur Zunahme kommt, ist den meisten Menschen bewusst. Es gibt aber auch eine Grenze nach unten, also eine Mindestzahl an Kalorien, die Sie täglich essen sollten, und die liegt oberhalb Ihres Grundumsatzes. Es ist wichtig, sich mindestens die Anzahl an Kalorien zuzuführen, die den Grundumsatz übersteigen, damit dem Körper ausreichend Energie zur Verfügung steht, um seine Grundfunktionen ausführen zu können. Liegt die Kalorienzufuhr darunter, senkt der Körper seinen

Kalorienverbrauch ab und spart Energie ein. Sie müssten also bei gleichem Effekt immer weniger essen. Am Leistungsumsatz können Sie ansetzen, um Kalorien zu reduzieren und eine negative Energiebilanz zu erzeugen, am Grundumsatz nicht. Als Faustregel gilt, die Hälfte des Leistungsumsatzes einzusparen.

# Berechnung des Grundumsatzes

Grundumsatz als auch Leistungsumsatz und dementsprechend der Gesamtumsatz sind bei jedem Menschen verschieden und müssen individuell errechnet werden. Vorab: Es gibt im Internet eine Vielzahl an kostenlosen Rechnern, die Ihren persönlichen Verbrauch ausrechnen, nachdem Sie dort Ihr Alter, Größe und Gewicht eingegeben haben. Das macht das Leben deutlich einfacher, aber der Vollständigkeit halber werden die Berechnungswege hier aufgeführt. Die Formeln, nach denen der Grundumsatz berechnet wird, beruhen auf den Formeln der Forscher Harris und Benedict und wurden später von Mifflin und St. Jeor modifiziert. Sie lauten bei Erwachsenen wie folgt:

Frauen:

*655,1 + (9,6 × Körpergewicht in kg) + (1,8 × Körpergröße in cm) – (4,7 × Alter)*

Männer:

*66,47 + (13,7 × Körpergewicht in kg) + (5 × Körpergröße in cm) – (6,8 × Alter)*

# Grundumsatz bei einem BMI über 30

Bei einem BMI über 30 sind die Formeln leicht verändert, weil von einem verlangsamten Stoffwechsel ausgegangen wird. Auch der BMI lässt sich mit kostenlosen Rechnern im Internet ausrechnen, die Formel dafür lautet:

*BMI = Körpergewicht : (Körpergröße in m)$^2$*

Das Idealgewicht errechnet sich nach diesen Formeln:

<u>Männer:</u> Idealgewicht in kg = *(Körpergröße in cm - 100) x 0,9*
<u>Frauen:</u> Idealgewicht in kg = *(Körpergröße in cm - 100) x 0,85*

Um den Grundumsatz für einen BMI von über 30 zu errechnen, benötigen Sie die Zahl des angepassten Körpergewichts, die nach der folgenden Formel berechnet wird:

*Idealgewicht [kg] + ((Körpergewicht [kg] – Idealgewicht [kg]) × 0,25)*

Der Grundumsatz bei einem BMI über 30 berechnet sich mit der Broca-Index Anpassung:

Frauen:

655,1 + (9,6 × Angepasstes Körpergewicht [kg]) +
(1,8 × Körpergröße [cm]) – (4,7 × Alter [Jahre])

Männer:

66,47 + (13,7 × Angepasstes Körpergewicht in kg) +
(5 × Körpergröße in cm) – (6,8 × Alter)

# Berechnung Leistungsumsatz

Zu dem Grundumsatz kommt Ihr Leistungsumsatz, also die Kalorien, die Sie mit Ihren täglichen Aktivitäten verbrauchen. Als Maßstab wird hier das "Personal Activity Level", kurz PAL, genommen. Um auf Ihren Gesamtumsatz zu kommen, multiplizieren Sie den Grundumsatz mit dem PAL-Faktor:

1,2 = Personen, die ausschließlich liegen oder sitzen, etwa kranke oder gebrechliche Personen

1,3 = Personen mit eingeschränkter Mobilität und sehr wenig Bewegung

1,4/1,5 = Personen mit fast ausschließlich sitzender Tätigkeiten und geringen körperlich beanspruchenden Freizeitaktivitäten

1,6/1,7 = Personen mit überwiegend sitzenden und hin und wieder stehenden, bzw. gehenden Tätigkeiten

1,8/1,9 = Personen mit überwiegend gehenden, bzw. stehenden Tätigkeiten

2,0 - 2,4 = Personen mit körperlich anstrengenden bis sehr anstrengenden Tätigkeiten

Aus dieser Liste suchen Sie sich den Faktor heraus, der zu Ihrem Alltag passt. Die Menschen neigen grundsätzlich dazu, ihren Aktivitätsgrad zu überschätzen. Seien Sie aber nicht zu streng mit sich. Menschen mit einem Bürojob möchten sich gerne bei PAL 1,3 oder gar 1,2 einsortieren, der gilt aber wirklich nur für bettlägerige Menschen. Selbst wenn Sie nur eine sitzende Tätigkeit ausüben, haben Sie meistens doch einige Wege zu bewältigen. Sie gehen Einkaufen, erledigen die Hausarbeit, arbeiten im Garten und Ähnliches, Sie sind also weit entfernt davon, den ganzen Tag im Bett zu liegen oder zu sitzen. Wenn Sie täglich den Hund ausführen, mit dem Fahrrad zu Arbeit fahren oder längere Wege laufen, lassen Sie das in den PAL-Faktor mit einfließen und wählen Sie von vornherein einen Höheren. Haben Sie einen körperlich sehr anstrengenden Beruf, wie etwa Altenpflegerin, gilt der hohe PAL auch für die freien Tage. Sind Sie sportlich sehr aktiv, also wenn Sie zwei Mal die Woche zum Handball gehen, einmal zum Yoga, einmal zum Zumba und einmal Schwimmen oder so ähnlich, wählen Sie einen höheren PAL-Faktor. Gehören Sie dagegen zu den Leuten, die drei Mal pro Woche ins Fitnessstudio gehen wollen, auf jeden Fall mindestens zwei Mal, es im Endeffekt aber höchstens einmal schaffen, sollten Sie sich für einen niedrigeren PAL-Faktor entscheiden und an dem Tag, an dem Sie tatsächlich sportlich aktiv sind, die Hälfte der mit dem Sport verbrauchten Kalorien zusätzlich essen.

Ihren Gesamtumsatz errechnen Sie, in dem Sie Ihren Grundumsatz mit dem für Sie passenden PAL-Faktor multiplizieren. Wie schon erwähnt, lassen sich die Zahlen sehr viel einfacher mit den entsprechenden Rechnern im Netz herausfinden. Es gibt auch die Möglichkeit, ganz gezielt per Kalorimetrie den persönlichen Grundumsatz messen zu lassen. Manche Sportmediziner und entsprechende Zentren haben die Geräte, um eine Messung vorzunehmen. Es empfiehlt sich, wenn Sie vermuten, dass Ihr Grundumsatz von den Durchschnittswerten stark nach unten oder oben abweicht. In der Regel reicht die Berechnung per Grundumsatz-Rechner aber vollkommen zur Orientierung aus.

Wenn Sie den Grundumsatz von Ihrem Gesamtumsatz subtrahieren, haben Sie Ihren Leistungsumsatz.

# So bekommen Sie Ihr Gewicht in den Griff

Sie kennen nun Ihren Grundumsatz und wissen damit genau, wie viel Ihr Körper am Tag mindestens braucht, um vernünftig arbeiten zu können. Damit kennen Sie auch das Minimum an Kalorien, das Sie täglich zu sich nehmen sollten. Außerdem kennen Sie Ihren Leistungsumsatz und wissen damit, was Sie mit Ihren täglichen Aktivitäten zusätzlich verbrauchen. Beides zusammen ergibt Ihren Gesamtumsatz und damit die Menge an Kalorien, mit der Sie Ihr Gewicht halten.

Um abzunehmen, essen Sie von Ihrem Leistungsumsatz die Hälfte der Kalorien. So sind Sie nicht zu nah am Grundumsatz und geraten nicht in Gefahr, dass sich Ihr Stoffwechsel verlangsamt. Sie sind aber auf der anderen Seite unter Ihrem Gesamtumsatz und nehmen daher weniger Kalorien zu sich, als Sie verbrauchen, was wiederum zu einer Gewichtsabnahme führt.

Beispielrechnung: Eine Person hat einen Grundumsatz von 1500 kcal. täglich und dazu einen Leistungsumsatz von 1000 kcal., kommt so also auf einen Gesamtumsatz von 2500 kcal. am Tag. Sie isst zusätzlich zu Ihrem Grundumsatz die Hälfte des Leistungsumsatzes und hat damit 2000 kcal. zur Verfügung, die sie täglich essen kann. Insgesamt nimmt sie 500 kcal. jeden Tag weniger zu sich, als sie verbraucht, das sind 3500 kcal. pro Woche. Eine Einsparung von 7000 kcal. bedeutet die Abnahme von einem Kilogramm Körperfett. Mit einem Minus von 3500 kcal. nimmt unsere Beispielsperson also ein halbes Kilogramm pro Woche ab, was genau der Menge entspricht, die als gesunde Gewichtsabnahme empfohlen wird.

Beträgt Ihr Leistungsumsatz beispielsweise nur 600 kcal. täglich, sollten Sie ihn um 300 kcal. reduzieren. Sie haben dann die Wahl, entweder langsamer abzunehmen oder Ihren Leistungsumsatz mit mehr Bewegung zu erhöhen. Machen Sie nicht den Fehler und sparen einfach mehr ein, der Schuss kann leicht nach hinten los gehen, wenn Sie zu nah oder unter Ihrem Grundumsatz sind. Das gilt auch für Menschen mit einem höheren Leistungsumsatz: Reduzieren Sie nicht einfach mehr, nach dem Motto: je höher das Defizit, desto höher die Abnahme. Machen Sie sich von dem Gedanken frei, dass weniger essen weniger Gewicht bedeutet. Das ist typisches Diät-Denken und kontraproduktiv. Mit der ESss - Essen Sie sich schlank - Methode nehmen Sie vielleicht langsamer ab, Sie haben aber den Vorteil, ausreichend und vielseitig essen zu dürfen und können die Methode problemlos so lange weiterführen, bis Sie Ihr Wunschgewicht erreicht haben. Sie vermeiden Heißhungerattacken und den Frust, der damit einhergeht, wenn Sie ihnen nachgeben. Ihre Haut bekommt Zeit, sich zurückzubilden. Wer will schon, dass nach der Abnahme die Haut aussieht wie ein zu groß gewordener Anzug? Sie haben sich Ihr Übergewicht über einen langen Zeitraum zugelegt, das verschwindet jetzt nicht über Nacht, schon gar nicht auf Dauer.

Die Person aus unserem Beispiel, deren Zahlen durchaus der einer durchschnittlichen Frau entsprechen können, hat 2000 Kalorien am Tag zur Verfügung. Das ist eine Hausnummer, damit lässt sich etwas anfangen. Es ist in jedem Fall genug, um sich satt essen zu können und ohne zu hungern und ohne Mangelerscheinungen Gewicht zu verlieren. Es muss auf kein Lebensmittel verzichtet werden, auch kalorienhaltigere Leckereien sind. Das Einzige, was Sie tun müssen, ist es, einen Überblick über Ihre tägliche Kalorienzufuhr zu behalten.

# So bekommen Sie Ihre Ernährung in den Griff

Sie können ganz klassisch mit Block, Stift und Kalorientabelle einen Überblick über Ihre Ernährung bekommen, es gibt aber sehr viel komfortablere Wege. Das Internet bietet etliche Seiten, auf denen Sie kostenlos ein Ernährungstagebuch führen können. Entsprechende Apps, um Ihre Mahlzeiten von unterwegs aus einzutragen, sind ebenfalls verfügbar. Im Ernährungstagebuch können Sie die Lebensmittel eintragen, die Sie verbrauchen, häufig sind die gängigsten Produkte in einer Datenbank hinterlegt. Sie brauchen nur noch auszuwählen und die entsprechende Menge in Ihr Tagebuch einzutragen. Kalorienanzahl und Nährwerte werden dann automatisch berechnet.

Möglicherweise schlagen Sie jetzt gedanklich die Hände über den Kopf zusammen, weil Sie glauben, das sei alles viel zu aufwendig und kompliziert. Ist es nicht. Ihren persönlichen Kalorienbedarf haben Sie innerhalb von fünf Minuten ausgerechnet und dann wissen Sie, woran Sie sind. Als Nächstes suchen Sie sich ein Ernährungstagebuch und fangen an, einzutragen, was Sie täglich essen. Am Anfang essen einfach ganz normal, was Sie sonst immer essen. Natürlich müssen wiegen, abmessen und ehrlich zu sich sein, aber Sie werden sehr schnell sehen, wo der Hase im Pfeffer liegt und was in Ihrer Ernährung falsch läuft. Es ist wichtig, auch die Kleinigkeiten zu notieren und nichts unter den Tisch fallen zu lassen, denn gerade die Naschereien nebenbei und zwischendurch können in der Summe eine Menge ausmachen. Oft sind nur kleine Modifizierungen nötig, um Ihre Ernährung zu optimieren und nach und nach die versteckten Kalorienbomben durch kalorienärmere Alternativen zu ersetzen oder Sie so einzuplanen, dass sie insgesamt in Ihre Ernährung passen. Wenn Sie einen Überblick über Ihre Ernährung haben, finden Sie schnell die Ansatzpunkte, an denen sich etwas ändern lässt.

Am Anfang müssen Sie vielleicht ein halbe Stunde täglich investieren, um Ihr Ernährungstagebuch zu führen, nach ein bis zwei Wochen sind es aber nur noch fünf Minuten am Tag. Ein geringer Preis dafür, dass Sie alles essen können und nicht auf Ihr Lieblingsessen verzichten müssen. Sie brauchen nicht zu hungern und haben keine strengen Regeln, an die Sie sich halten müssen. Alles ist möglich, sofern es in Ihren Ernährungsrahmen passt, und irgendwann bekommen Sie ein Gefühl dafür, was für Sie gut ist und was nicht. Bei einer realistischen Führung Ihres Tagebuchs lernen Sie viel über sich und Ihr Essverhalten und darüber, wie Sie Ihre schlimmsten Fehler vermeiden. Sie nehmen gesund

und nachhaltig ab, wissen nach der Abnahme genau, wie Sie Ihr Gewicht halten, und brauchen keine Angst vor dem Jo-Jo zu haben. Sie gehören dann zu den Leuten, die schlank sind und essen können, was sie wollen und wann sie wollen.

# Kann man sich dick hungern?

Vielleicht haben Sie Ihre Werte ausgerechnet und mit Erschrecken festgestellt, dass Sie weniger zu sich nehmen, als Sie sollten. Es gibt sie, die Menschen, die seit Jahren nur 1000 Kalorien am Tag essen, um Ihr Gewicht zu halten und früher oder später selbst mit dieser geringen Kalorienzufuhr wieder anfangen, zuzulegen. Der Stoffwechsel hat sich der geringen Zufuhr angepasst, bei jeder kleinen Ausnahme werden die zusätzlichen Kalorien umgehend eingelagert. Sie nehmen buchstäblich beim Anblick eines Stück Kuchens zu.

In diesem Fall fangen Sie sofort wieder an zu essen, und zwar die volle Höhe Ihres Gesamtumsatzes. Jetzt wird die Panik ausbrechen wegen der Angst vor der Zunahme und ja, Sie werden zunehmen. Das hält sich aber in der Regel im unteren einstelligen Bereich, danach halten Sie Ihr Gewicht. Diesen Berg müssen Sie erklimmen, damit es wieder abwärts gehen kann. Vielleicht fragen Sie sich jetzt, wie Sie Ihre tägliche Essensmenge so schnell erhöhen sollen. Ganz einfach, tauschen Sie Light-Produkte gegen die vollfetten aus, trinken Sie ein oder zwei Gläser Fruchtsaft am Tag, schneiden Sie sich eine Avocado in den Salat und geben Sie einen extra Löffel Öl darüber, essen Sie Nüsse und

Kerne. Alles Dinge, die hochkalorisch sind bei niedrigem Volumen und dazu viele gesunde Vitamine, Mineralien, Fett- und Aminosäuren enthalten. Das Essen wird Ihnen schnell wieder leichter fallen, weil das natürliche Hungergefühl wieder einsetzt, wenn der Stoffwechsel auf Touren kommt.

Sport hilft dabei, den Stoffwechsel anzukurbeln, essen Sie die damit verbrannten Kalorien aber zusätzlich mit. Vorher sollten Sie sich gründlich von einem Arzt untersuchen lassen, um sicherzugehen, dass die lange Unterversorgung keine bleibenden Schäden hinterlassen hat. Wie stark Ihr Stoffwechsel in Mitleidenschaft gezogen wurde, ist abhängig davon, wie oft und wie lange er schon einer Unterversorgung ausgesetzt worden ist.

Essen Sie Ihren Gesamtumsatz so lange, bis Sie nicht mehr zunehmen und drei Monate lang Ihr Gewicht gehalten haben. Erst dann reduzieren Sie die Kalorienzufuhr langsam auf die Hälfte Ihres Leistungsumsatzes. Im Moment haben Sie das Gefühl, weiter von Ihrem Traumgewicht weg zu sein als jemals zuvor, aber die Alternative heißt, Ihre ohnehin schon niedrige Kalorienzufuhr noch weiter zu senken, bis Sie irgendwann auch damit wieder zunehmen. Schlank sein ist nicht gleichbedeutend mit wenig essen, Millionen gescheiterte Diätkarrieren beweisen das. Zuerst heißt das Projekt Stoffwechsel ankurbeln, nicht

Gewicht verlieren. Das können Sie danach angehen, mit Erfolg und einer weitaus höheren Lebensqualität.

# Wie eine Diät unser Essverhalten beeinflusst

Eine Diät hat nicht nur Folgen für den Körper, sondern wirkt sich auch auf die Psyche aus. Der amerikanische Wissenschaftler Ancel Benjamin Keys hat 1944/1945 das "Minnesota-Experiment" durchgeführt. Ziel des Experiments war es, die Auswirkungen der bis heute populären Diät "FdH" (= "Friss die Hälfte") herauszufinden. Über gut ein Jahr lief dieses Experiment, bei dem in den ersten drei Monaten die Lebensweise und Essgewohnheiten der 32 männlichen Probanden festgestellt wurden. Anschließend bekamen die Teilnehmer in der folgenden, sechs Monate dauernden Testphase die Hälfte der für sie üblichen Mengen an Nahrungsmitteln zugeteilt, im Schnitt 1570 Kalorien. Zusätzlich mussten sie pro Woche 36 Kilometer laufen und 15 Stunden arbeiten. Nach der Testphase folgten drei Monate, in denen Probanden wieder an ihre vorher üblichen Portionen herangeführt wurden.

Während der Testphase verloren die Teilnehmer 24% ihres Körpergewichts, allerdings nahm auch der Muskelumfang ab, vor allem an den Oberarmen und den Oberschenkeln. Entsprechend der Muskelmasse verringerte sich auch der Energieverbrauch und die Leistungskraft. Das Herzvolumen reduzierte sich um 25%, dazu kam es zu einer signifikanten Verringerung des Pulses, zu Kreislaufschwierigkeiten und Schwindelgefühlen, vor allem nach dem Aufstehen. Weiterhin kam es zu auffälligen Wasseransammlungen an den Hand- und Fußknöcheln, zu häufigem Frieren, zu Haarausfall, die Haut wurde trocken und rau. Dazu verringerten sich die sexuelle Funktionsfähigkeit und die Hodengröße.

Bei den Probanden wurden Änderungen in ihrer Persönlichkeit beobachtet. Es kam zu Gereiztheit und schlechter Laune bis hin zu Apathie und Depressionen. Eine zunehmende Ängstlichkeit und Nervosität machte sich breit, die Probanden ermüdeten schneller, litten unter einer eingeschränkten Urteilsfähigkeit, unter Libido- verlust, teilweise entwickelten die Teilnehmer Profil- und Charakterneurosen oder sogar beginnende Psychosen.

Deutliche Veränderungen zeigten sich beim Essverhalten. Auffällig war das gesteigerte Interesse der Teilnehmer am Essen, das bei den Versuchspersonen im Laufe der Testphase einen immer höheren Stellenwert einnahm. Die Mahlzeiten dehnten sich länger aus und wurden bis auf den letzten Krümel vertilgt, es wurden sogar die Teller abgeleckt. Das eigene Essen wurde vor anderen verteidigt. Abneigung gegen Essen, das die Probanden vorher nicht mochten, wurde aufgegeben. Außerhalb der Mahlzeiten beschäftigten sich die Teilnehmer mit Dingen, die mit Essen zu tun hatten, wie etwa dem Sammeln von Rezepten. Der Konsum von Kaugummi stieg an, ebenso wie der Zigarettenkonsum, Nichtraucher fingen an zu rauchen. Das Kauen von Fingernägeln musste ebenfalls als Ersatzbefriedigung herhalten.

Nachdem die Testphase überstanden war, kam es zu einer Phase der Wiederauffütterung, bei denen den Probanden nach und nach eine höhere Anzahl an Kalorien zugeführt wurde. Vor allem in den ersten sechs Wochen kam es verstärkt zu Aggressionen als auch zu Depressionen. Die Teilnehmer litten unter erhöhten Appetit und starken Hungergefühlen, obwohl die Kalorienanzahl eigentlich mehr als ausreichend war. Auch nach dem Experiment berichteten etliche Probanden, dass sie mehr essen würden als früher. Innerhalb von drei Monaten legten sie im Schnitt mehr als die Hälfte der vorherigen Fettabnahme wieder zu, wobei sich das Fett besonders am Bauch ablagerte. Der Wiederaufbau der Muskelmasse dauerte deutlich länger, sodass die Körper seltsam unproportioniert aussahen.

Wie dieses Experiment zeigt, kommt es bei einer radikalen Diät nicht nur zu körperlichen, sondern auch zu psychischen Schäden. Aufschlussreich ist die Erkenntnis, dass mit einer Diät das Verhältnis zum Essen nachhaltig gestört wird. Es nimmt einen höheren Stellenwert ein, als es haben sollte. Ideal ist ein natürlicher und selbstverständlicher Umgang mit dem Thema.

Essen ist notwendig und sollte Genuss sein. Das war's dann aber auch. Das Schöne an der ESss - Essen Sie sich schlank-Methode ist, dass Sie nicht hungern und sich nichts verbieten müssen. Nehmen Sie etwas zu sich, dann geben Sie dem Essen die Aufmerksamkeit, die es verdient und ansonsten kümmern Sie sich um andere Dinge. Wenn den ganzen Tag die Gedanken nur ums Essen kreisen, läuft etwas grundverkehrt. Sicher ist etwas Planung unumgänglich, beim Einkaufen, bei der Frage "was koche ich heute?". Jeder darf sich auch darauf freuen, wenn es abends etwas Leckeres gibt, aber das nimmt alles nur einen kleinen Teil des Tages in Anspruch, ansonsten sollte Essen nur eine Rolle spielen, wenn sich das Hungergefühl einstellt und es Zeit wird, etwas zu essen. Wenn Sie essen, dann konzentrieren Sie sich darauf, und wenn gerade keine Zeit dazu ist, in Ruhe zu essen, dann stellen Sie es weg und essen es später. Konzentrieren Sie sich auf Ihr Essen, genießen Sie das Aussehen, den Geruch, den Geschmack, spüren Sie das Gefühl, wenn sich langsam das Sättigungsgefühl einstellt. Schlingen Sie nicht, sondern essen Sie Bissen für Bissen. Niemand will Ihnen Ihr Essen wegnehmen und die Wahrscheinlichkeit, dass innerhalb der nächsten Stunden eine Hungersnot ausbricht, ist sehr gering. Kauen Sie in Ruhe, Sie müssen nicht 100 Mal kauen, aber lassen Sie den Geschmack und die Konsistenz des Essen auf sich wirken. Wenn Sie satt sind, hören Sie auf und packen die Reste in eine

Frischhaltedose, stellen sie in den Kühlschrank und essen Sie später, wenn Sie Hunger haben oder bei Ihrer nächsten Mahlzeit. So kommt kein Essen um, der Teller muss nicht leer gegessen werden. Ist Ihre Portion verputzt, räumen Sie das Geschirr und gegebenenfalls die Reste weg. Damit ist die Tätigkeit Essen fürs Erste abgeschlossen und Sie wenden sich anderen Dingen zu, mit denen sich Ihre Sinne die nächsten Stunden beschäftigen.

# Hunger oder Appetit?

Leute, die Diät halten, verspüren nach einigen Tagen der Selbstkasteiung keinen Hunger mehr. Manche haben sogar ein Stimmungshoch, es werden Hormone ausgeschüttet, die das Gefühl geben, hellwach und fit zu sein. Eine biochemische Reaktion des Gehirns, ein Relikt aus Urzeiten, um dem Menschen die Energie zu geben, sich trotz Nahrungsmittelknappheit auf die Suche nach Essbarem zu machen und dabei auch weite Wege über schwieriges Gelände in Kauf zu nehmen. Es ist ein Trugschluss, dies als Zeichen zu werten, sich etwas Gutes zu tun, denn an den Bedürfnissen des Körpers nach Energie ändert sich nichts.

Nicht alle Leute geraten in ein sogenanntes "Fastenhoch", viele fühlen sich bei einer Diät zunächst schwach und krank, bis sie nach einiger Zeit stolz verkünden können, das Hungergefühl erfolgreich bekämpft zu haben und immer schon nach wenigen Bissen pappsatt zu sein. Toll, wenn man den Rest seines Lebens wie ein Spatz essen möchte. Meistens gelingt das aber nur über einen überschaubaren Zeitraum, bis die Portionen wieder größer werden, dann folgt häufig die Feststellung, dass mit dem Hunger auch das Sättigungsgefühl abtrainiert worden ist, das natürliche Warnsystem des ist Körpers ausgeschaltet. Das Hungergefühl sagt uns, wenn es Zeit wird für einen Nachschub an Nährstoffen, das Sättigungsgefühl funktioniert wie eine natürliche Kalorienbremse. Das Sättigungsgefühl orientiert sich an der Quantität, nicht an der Qualität des Essens. Wenn sich die Magenwand dehnt, erfolgt das Signal der Sättigung an das Gehirn. Genauso, wie der Körper mitteilt, dass er Nachschub benötigt, teilt er uns mit, wann er genug hat.

An einem natürlichen Hungergefühl ist nichts Schlechtes und erst recht ergibt es keinen Sinn, ihn sich abzutrainieren. Bei einem halbwegs regelmäßigen Tagesablauf taucht der Hunger zu bestimmten Tageszeiten auf, nämlich dann, wenn es normalerweise was zu essen gibt. In unseren Breiten ist es üblicherweise morgens, mittags, abends und oft gibt es am Vor- und Nachmittag einen kleinen Durchhänger, der sich gut für einen kleinen Snack zwischendurch eignet. Kämpfen Sie nicht dagegen an, sondern geben Sie Ihrem Körper, was er braucht, um reibungslos funktionieren zu können. Begehen Sie nicht den Fehler, das Hungergefühl zu ignorieren. Das fällt tagsüber leicht, wenn man ständig beschäftigt ist und sich vom Hunger leicht ablenken kann. Abends schlägt es dann doppelt und dreifach zurück, wenn sich bei Zeit und Muße vor dem Fernseher das nagende Verlangen nach etwas Leckerem nicht mehr überhören lässt. Oft genug tritt es auf, auch wenn der Bauch noch voll ist mit dem Abendessen und es ist eher Appetit als Hunger, der sich nur mit Schokolade oder Chips stillen lässt. Gewohnheit, Frust und Langeweile sind die Gründe, die uns abends nach den Dickmachern greifen lassen.

Unstillbarer Heißhunger eine Folge von Unterversorgung. Der Körper holt sich zurück, was ihm verwehrt worden ist, als er es eigentlich benötigte.

Essen Sie genug und geben Sie Ihrem Körper Nährstoffe, wenn er sie braucht. Sie kommen besser über den Tag und Ihr Körper freut sich, dass er endlich ausreichend Energie bekommt, um ordentlich arbeiten zu können. Mit der ESss - Essen Sie sich schlank - Methode haben Sie ausreichend Kalorien zur Verfügung, um niemals Hunger schieben zu müssen und mit einer geschickten Einteilung sind auch Naschereien drin. So beugen Sie Heißhungerattacken vor und können Ihr Essen ohne schlechtes Gewissen genießen.

# Gewichtsschwankungen, Plateaus und Stillstände

Es kann immer wieder zu Phasen kommen, in denen die Abnahme stagniert. So wie es bei einer Zunahme gewisse Schwellen gibt, bei denen der Zeiger der Waage ewig lange um eine bestimmte Zahl herumkrebst, bis er sie nach Wochen oder Monaten dann doch überwindet, kann es bei der Abnahme ebenfalls solche Hürden geben. Oft liegen solche "magischen" Grenzen auf dem Weg nach unten genau dort, wo sie auf dem Weg nach oben lagen. Früher oder später geht es aber wieder weiter.

Die einzige Situation, in der Kalorienreduktion in solchen Fällen die richtige Maßnahme wäre, ist, wenn Sie so weit abgenommen haben, dass Ihr Grundumsatz deutlich niedriger geworden ist. Es ist daher sinnvoll, hin und wieder nachzurechnen, ob eine Anpassung nötig ist. Ansonsten ist es vernünftiger, die Kalorien anzuheben und zu sehen, wie der Körper darauf reagiert. Bedenken Sie: Wer schlank sein will, muss essen. Womöglich machen Sie mittlerweile regelmäßig Sport und haben deshalb einen höheren Bedarf. Fangen Sie an, den Wochendurchschnitt um 100 kcal. die Woche zu erhöhen, bis sich wieder etwas tut, oder pushen Sie Ihren Stoffwechsel, indem Sie zwei, drei Tage mal richtig über die Stränge schlagen. Verdrücken Sie zusätzlich einen Rieseneisbecher oder die Lasagne bei Ihrem Lieblingsitaliener und wecken Sie Ihren Stoffwechsel aus seinem Nickerchen.

Berücksichtigen Sie, das Ihr Körper kein Uhrwerk ist und Zeit braucht, seine Stoffwechselvorgänge anzupassen. So normal wie Stillstände sind auch Gewichtsschwankungen. Die Gründe, warum es dazu kommen kann, sind vielfältig, etwa mehr Mageninhalt oder Wassereinlagerungen. Ungewohnte körperliche Belastung ist beispielsweise ein Grund für den Körper, vorübergehend mehr Wasser einzulagern, daher ist es durchaus möglich, dass Sie erst mal etwas mehr wiegen, wenn Sie angefangen haben, Sport zu treiben.

Je näher Sie an Ihr Zielgewicht kommen, umso mühseliger wird die Abnahme und umso eher kann es zu Stillständen kommen. Sind es nur noch zwei, drei Kilo, die Sie abnehmen möchten, weil Sie bestimmte Pölsterchen stören, arbeiten Sie sich vielleicht ganz umsonst daran ab, weil Sie selten genau da abnehmen, wo Sie es möchten. Wenn es darum geht, den Körper zu definieren, ist es sinnvoller, den Problemzonen mit gezielten sportlichen Übungen zu Leibe zu rücken.

# Nicht nur die Menge macht's

In einer gesunden Ernährung spielt nicht nur die Anzahl der Kalorien eine Rolle, sondern auch die Verteilung der Nährwerte. Bei Diäten gibt es immer wieder Trends, die eine bestimmte Nährstoffgruppe als Ursache für Übergewicht propagiert. So wurde früher Fett als Dickmacher verteufelt, bis sich herausstellte, dass eine ausreichende Menge essenziell wichtig für den Körper ist, für die Fettverbrennung, für die Bildung von Hormonen und den Aufbau von Zellstoffmembranen. Seit einigen Jahren sind die Kohlenhydrate als Sündenbock für zu viele Kilos ausgemacht. Eiweißreiche Ernährung heißt die Devise der Stunde, also LowCarb. Möglichst wenig Kohlenhydrate, schon mal gar nicht abends. Mittlerweile wird aber immer mehr davor gewarnt, dass eine zu hohe Eiweißzufuhr auf Dauer die Nieren schädigen oder zu Gicht führen kann, vor allem, wenn nicht ausreichend getrunken wird.

Für die Abnahme zählt nur die negative Energiebilanz, woher die Kalorien stammen, spielt eine untergeordnete Rolle und wann sie gegessen werden, spielt überhaupt keine Rolle. Bei einer abwechslungsreichen und ausgewogenen Ernährung gehört jede Nährstoffgruppe in angemessenem Umfang dazu.

Für einen gesunden Erwachsenen bedeutet das, dass die Ernährung sich zu 30% aus Fett, zu 15% aus Eiweiß und zu 55% aus Kohlenhydraten zusammensetzen sollte. Das sind natürlich Durchschnittswerte, kaum jemand wird es schaffen, diese Verteilung Tag für Tag auf den Punkt genau zu erreichen. Die diversen Ernährungstagebücher im Internet liefern meist eine gute Übersicht über die tatsächliche Nährwertverteilung mit. Für Kinder und Jugendliche, für Sportler, Schwangere und Stillende sowie bei bestimmten Krankheiten können Abweichungen von Menge der durchschnittlichen Zusammensetzung notwendig sein.

Fett: Die empfohlene Menge liegt bei 30%, unter 25% sollte die Tageszufuhr nicht liegen. Wichtig ist es, das Cholesterin im Auge zu behalten, das aus gesättigten Fettsäuren stammt. Der menschliche Körper bildet ausreichend Cholesterin, das Cholesterin aus tierischen Fetten kommt obendrauf. Daher sollte darauf geachtet werden, dass überwiegend Fett aus ungesättigten Fettsäuren verzehrt wird. Die sind neben Fisch vor allem in Nüssen und Keimen, in pflanzlichen, ungehärteten Fetten und hochwertigen Ölen vorhanden.

Eiweiß: Hier ist 15% die empfohlene Tagesration, niedriger als 10% sollte sie nicht sein. Neben Fleisch, Fisch, Käse und Milchprodukten sind Nüsse und Hülsenfrüchte wie Linsen, Bohnen (vor allem Soja) und Erbsen gute Eiweißlieferanten. Auch in Gemüse wie Kohlrabi, Rosenkohl oder Broccoli und in Pilzen steckt viel Eiweiß.

Kohlenhydrate: Der Rest der Kalorien wird mit Kohlenhydraten aufgefüllt, das sollte bei einer ausgewogenen Ernährung bei 50-60% liegen. Empfehlenswert sind Produkte aus Vollkorn, weil hier der Anteil an Ballaststoffen, Vitaminen und Mineralien höher ist. Es unterstützt die Verdauung und hält länger satt. Kartoffeln, Obst, Hülsenfrüchte und einige Gemüsesorten sind ebenfalls reich an gesunden Kohlenhydraten.

Gemüse und Obst ist Bestandteil jeder gesunden Ernährung. Neben Ballaststoffen, Vitaminen und Mineralien bietet es viel Volumen bei wenig Kalorien, es kann also viel davon gegessen werden, ohne buchstäblich allzu sehr ins Gewicht zu fallen. Empfohlen werden täglich 300-500g Gemüse und 200-300g Obst.

# Zucker

Fast jeder gönnt sich gerne eine Ration Zucker, sei es in Form von Schokolade, Gummibärchen oder im Kaffee. Das geschieht nicht nur aus Geschmacksgründen, denn Zucker stimuliert das Belohnungszentrum im Gehirn, und zwar so stark, dass es zum Verlust der Selbstkontrolle führen kann, wie vermutlich die meisten schon mal gemerkt haben, wenn sie sich nur eine kleine Praline gönnen wollten und nicht aufhören konnten, bis die ganze Packung vernichtet war. Regelmäßiger hoher Zuckerkonsum kann zu einer Gewöhnung führen, bei der nur der kalte Entzug hilft, also zumindest vorübergehend der Verzicht auf Schoki & Co. Schon nach zwei, drei Tagen wird der Hunger nach Süßem weniger und das Bedürfnis sinkt im Laufe der Zeit weiter. Sofern Sie den Zuckerkonsum in Griff haben, ist nichts gegen eine Dosis Zucker hier und da oder auch täglich einzuwenden und es ist allgemein bekannt, das in Süßigkeiten reichlich davon enthalten ist. Das kann jeder für sich entscheiden, da weiß jeder, was er tut. Perfide wird es dann, wenn Zucker in Lebensmitteln versteckt wird, in denen er zunächst nicht und vor allem nicht in dem Umfang vermutet wird. Als billiger Rohstoff wird er gerne industriell gefertigten Nahrungsmitteln beigemischt.

Neben dem natürlichen Zucker, der in unbearbeiteten Lebensmitteln wie Obst und Gemüse enthalten ist und dem Zucker, der in Süßigkeiten steckt, findet sich Zucker auch in Fertiggerichten. In den 37g Soßenpulver eines Fertigprodukts für Chili con Carne befinden sich 12g Zucker, das ist ein Anteil von 32%. Wenn Sie sich also eine Tüte davon kaufen, besteht ein Drittel des Inhalts aus billigem Zucker. Ähnlich sieht es bei Frühstücksflocken aus. Es gibt Sorten, die bei einer Füllmenge von 375g einen Zuckeranteil von 37% haben, das sind 139g. Viel zu viel Zucker steckt auch in Getränken, in Joghurt, selbst in Dressings, die dadurch den eigentlich schlanken Salat zur Kalorienfalle machen.

Im Zuge der "Fett macht fett"-Welle der früheren Jahre kam die Lebensmittelindustrie auf die naheliegende Idee, fettarme Lebensmittel anzubieten, die sogenannten "Light"-Produkte. Das Problem war nur, ohne den Geschmacksträger Fett fehlte den Lebensmitteln genau dieses, nämlich der Geschmack. Joghurt oder Quark ohne Fett bietet in etwa das Genusserlebnis von Kleister. Also musste etwas anders, möglichst Billiges her, um diesen Mangel auszugleichen, und Zucker war das perfekte Mittel zum Zweck. Nur der eigentliche Zweck, ein gesünderes und figurfreundlicheres Produkt anzubieten, also der Grund, warum der Kunde dieses Produkt kauft, blieb dabei auf der Strecke.

Zucker kommt in allen möglichen Arten daher, als Fructose, Glucose, Dextrose, Maltose etc. Besonders umstritten ist der High Fructose Corn Syrup (HFCS), der in den USA weit verbreitet ist. HFCS wird als ein Faktor für den Anstieg vieler Krankheiten wie Bluthochdruck, Gicht und Adipositas verantwortlich gemacht. Er sorgt für ein vermindertes Sättigungsgefühl und wirkt sich negativ auf die Verwertung von für den Körper wichtigen Mineralien aus. In Deutschland muss dieser Maissirup erst ab einem Anteil von mehr als 5% als Glukose-Fructose-Sirup deklariert werden.

In Gemüse und Obst ist Zucker in natürlicher Form enthalten, dort aber in Verbindung mit vielen nützlichen und gesunden Bestandteilen. Ein Apfel enthält beispielsweise im Verhältnis nicht wenig Zucker, aber auch eine Menge an Vitalstoffen wie Ballaststoffe, Vitamine, Faserstoffe, Mineralien, Enzyme und Spurenelemente. Um den Apfel in seine Bestandteile zu zerlegen und zu verdauen, muss der Körper arbeiten, und dafür kommt der Zucker aus dem Apfel als Energie gerade recht. Im Gegensatz dazu ist Haushaltszucker etwa aus Weißmehlprodukten schnell verfügbar, und wenn die Energie daraus nicht sofort verbraucht wird, landet sie als Vorrat für schlechte Zeiten in den Fettpolstern. Zudem steigt der Insulinspiegel mit dem plötzlichen Energieschub steil an und genauso steil wieder ab. Die Folge daraus ist Heißhunger. Bei der Verdauung des Apfels dagegen gelangt der Zucker langsam in die Blutbahn, der Insulinspiegel gerät nicht auf ein so hohes Level und kann dementsprechend auch nicht rasant abfallen.

Zucker hat Einfluss auf die Entstehung von Herzerkrankungen und Diabetes, und er hat Einfluss auf das Gewicht. Empfohlen wird von der Weltgesundheitsorganisation eine tägliche Zuckerzufuhr von höchstens 50g für Frauen, 60g für Männer. Zucker aus Obst und Gemüse wird dabei nicht einberechnet. Die Kontrolle über die Menge an Zucker im Essen behält nur, wer sein Essen in weiten Teilen selbst zubereitet.

Als Ersatz für Zucker liegt der Griff zum Süßstoff nahe. Mit den meisten Süßstoffen nehmen wir aber auch jede Menge chemische Substanzen auf, die im Verdacht stehen, nachhaltige Schäden im Körper anzurichten. Wie Vieles in der Ernährung ist alles eine Gewöhnungssache, das gilt auch für den Grad der Süße, den der Mensch als angenehm empfindet. Zuviel Süße schmeckt genauso wenig wie ein Mangel daran. Je weniger süß ein Mensch isst, umso eher findet er den Geschmack von zu viel Süße als unangenehm, daher ist es sinnvoll, Zucker und Süßstoff nach und nach zu reduzieren und schließlich so weit wie möglich wegzulassen. Die Geschmacksknospen erneuern sich alle sieben Tage, Sie werden sich also bald daran gewöhnen.

# Chemie im Essen

Wir haben uns alle gewöhnt an das Kleingedruckte auf den Lebensmittelverpackungen, an die E-Nummern und die chemischen Begriffe, dass wir kaum noch hinterfragen, ob das überhaupt notwendig, geschweige denn gesund ist. Den Nutzen daraus zieht nicht der Verbraucher, sondern der Hersteller, der Aufwand und Kosten einspart.

Laut einer Studie der französischen Verbraucherorganisation Générations Futures nimmt ein zehnjähriges Kind mit seinem Essen täglich mehr als 80 zum Teil krebserregende Substanzen auf. Bei der Zusammenstellung eines typischen Essensplanes für ein durchschnittliches Kind richtete sich die Organisation nach den Empfehlungen des französischen Gesundheitsministeriums. Bei den 81 chemischen Substanzen, die in diesem Essen enthalten sind, gelten 42 als vermutlich oder wahrscheinlich krebserregend und fünf als sicher krebserregend. Fast die Hälfte der Substanzen in dem Essen, nämlich 37, beeinträchtigen das Hormonsystem. Dazu gehören Pestizide, Chemikalien, Schwermetalle und weitere Schadstoffe.

Das fängt mit dem Einsatz von Insektiziden und Herbiziden an, die beim konventionellen Anbau von Obst, Getreide und Gemüse eingesetzt werden und von denen Rückstände in den Lebensmitteln verbleiben, und geht bei der industriellen Verarbeitung weiter mit Geschmacksverstärkern, Farbzusätzen, Konservierungsstoffen usw., die den Produkten zugefügt werden.

Wer glaubt, dies sei alles unbedenklich, weil es sonst nicht zugelassen würde, unterschätzt den Einfluss der Lebensmittelindustrie auf die EU-Bürokraten. Die Bewertungen der Schädlichkeit und die Freigabe der Grenzwerte für chemische Zusätze erfolgt aufgrund der Studien der Hersteller. Die Inhalte dieser Studien unterliegen den Herstellern zufolge dem Betriebsgeheimnis, daher sind diese Studien der Öffentlichkeit nicht zugänglich und können von unabhängigen Wissenschaftlern nicht analysiert werden.

Aber auch öffentliche Studien sind häufig mit Vorsicht zu genießen, denn zum einen beleuchten wissenschaftliche Untersuchungen oft nur einen oder einige Aspekte, zum anderen leidet die Wissenschaft an chronischem Geldmangel mit der Folge, dass Studien von zahlungskräftigen Parteien in Auftrag gegeben werden. Dann wird oft so lange geforscht, bis das gewünschte Ergebnis erzielt wird. Es kommt auch vor, dass Resultate schlicht und ergreifend gefälscht werden. Viele Raucher haben in den Fünfziger und Sechziger Jahren des letzten Jahrhunderts den Ärzten vertraut, die Rauchen als gesund beworben haben. Es ging sogar so weit, dass nach Operationen den Patienten das Zigarettchen zur Entspannung empfohlen wurde. Erst Jahrzehnte später stellte sich heraus, in welchem Ausmaß die Tabakindustrie unliebsame Studienergebnisse manipuliert und unterdrückt hat. Der Lebensmittelbranche werden heute ähnliche Methoden vorgeworfen.

Kein Wunder, denn es häufen sich Verdachtsmomente, die der Nahrungsmittelindustrie nicht gefallen dürfte. So werden Alzheimer und Parkinson mit Glutamat in der Nahrung in Zusammenhang gebracht, der auf Verpackungen häufig als Geschmacksverstärker, Hefeextrakt, fermentiertem Weizen oder oft einfach nur als Würze oder Aroma bezeichnet wird. Hinter E-Bezeichnungen von E-621 bis einschließlich E-625 sind verschiedene Glutamat-Verbindungen versteckt. Mit E-100 bis E-180 sind sämtliche chemische Farbstoffe abgedeckt. Mit Farbstoffen sollen Lebensmittel auf den Verbraucher attraktiver wirken, ansonsten haben sie überhaupt keinen Nutzen. Dafür stehen Farbstoffe in Verdacht, vor allem bei Kindern Allergien und Hyperaktivität auszulösen. Konservierungsmittel gelten als krebserregend, Phosphate sollen die Verkalkung fördern.

Selbst wenn Zusätze nicht in dem Verdacht stehen, gesundheitsschädigend zu sein, so ist die Bedeutung, die hinter manchen Bezeichnungen steckt, trotzdem reichlich unappetitlich. "Natürliche Aromen" etwa sind Aromen von Stoffen, die aus der Natur stammen und einen natürlichen Geschmack simulieren. Schimmelpilze sind beispielsweise ohne Zweifel Bestandteil der Natur und daher natürlich. Kokos-, Pfirsich- oder Nussaromen werden überwiegend aus Schimmelpilzen hergestellt, weil dies erheblich günstiger ist, als die echten Rohstoffe zu verwenden.

Vermutlich hat sich jeder Hersteller abgesichert und kann garantieren, dass die Art und Menge der Chemikalien in seinem Produkt nicht schädlich ist. Sein Produkt ist aber nicht das Einzige, das täglich verzehrt wird. Wir führen Tag für Tag unserem Körper einen Cocktail an chemischen Zusätzen zu, deren Wechselwirkungen in der Kombination kaum erforscht sind. Wie sich die vielen unterschiedlichen künstlichen Stoffe auf den Körper und den Stoffwechsel auswirken, lässt sich nicht abschließend beurteilen, denn die Ernährung sieht bei jedem Menschen anders aus, jeder Mensch bringt unterschiedliche körperliche Voraussetzungen mit, dazu kommen unzählige weitere Faktoren, die den Mensch und seine Körperfunktionen beeinflussen.

In unserer Zeit ist es kaum möglich, komplett chemiefreie Nahrung aufzunehmen, aber zumindest liegt es in den Händen jeden Einzelnen, die Chemie in seinem Essen so weit wie möglich zu reduzieren. Das heißt, Fertigprodukte zu vermeiden und bei den Zutaten möglichst auf Bio-Qualität zu achten. In Bio-Lebensmitteln dürfen pro Kilogramm höchstens 0,01 mg Pestizide pro Kilo vorhanden sein, bei einer Untersuchung waren 87% der Proben völlig frei von Belastungen. Bei Lebensmitteln aus konventionellem Anbau verhielt es sich umgekehrt, hier waren 81% der Proben belastet, im Schnitt mit 0,84g pro Kilo.

Hinzu kommen die Zusätze, die bei der weiteren Verarbeitung der Lebensmittel verwendet werden. Je stärker verarbeitet ein Produkt ist, umso mehr künstliche Stoffe weist es auf. Von den lebenswichtigen Vitaminen, Mineralien und sekundären Pflanzenstoffen sind dagegen immer weniger enthalten. Von den vielen Vitalstoffen, die ein Gemüse in seiner ursprünglichen Form liefert, sind in einer Tütensuppe so gut wie nicht mehr enthalten, die Gemüsesuppe in Instantform hat mit einer gesunden Ernährung nichts zu tun. Eine gesunde Ernährung in einer optimalen Vitalstoffkonstellation bedeutet so natürlich und frisch wie möglich. So kann unser Körper die Nahrung, die wir ihm zuführen, am zuverlässigsten verarbeiten.

# Selber kochen ohne Aufwand

Was die Nahrungsmittelzubereitung angeht, lautet die Devise: "Selbst ist die Frau/der Mann". Der einzige Weg, die Zufuhr an Zucker, minderwertigem Fett und diversen Konservierungsstoffen, Geschmacksverstärkern, Stabilisatoren etc. im Griff zu halten ist es, Fertigprodukte zu vermeiden. Je stärker ein Nahrungsmittel verarbeitet ist, desto mehr Zusätze enthält es. Nun haben die wenigsten von uns Zeit und Lust, täglich Stunden in der Küche zu verbringen, um zu kochen. Das ist auch nicht notwendig, wenn aus dem vielfältigen Angebot der Supermärkte die Produkte ausgewählt werden, bei der uns die Lebensmittelindustrie schon die meiste Arbeit abgenommen hat, und die möglichst wenig Zusatzstoffe enthalten.

Dazu gehören vor allem Gemüse und Obst aus dem Tiefkühlregal, ohne Soßen oder Rahm. Tiefgefrorenes Obst und Gemüse sind in der Regel schon geputzt und zerkleinert und lassen sich in handlichen Portionen nach Bedarf entnehmen, was vor allem für kleine Haushalte sehr praktisch ist. Das Gemüse wird direkt nach der Ernte schockgefrostet, sodass die Vitamine, der Geschmack und die Farbe erhalten bleiben. Das ist weitaus appetitlicher und gesünder, als den vergammelten Broccoli aus der hintersten Ecke des

Kühlschranks hervorzuziehen, der vor Wochen mal frisch gekauft wurde. Auch Kräuter sind schon gewaschen und gehackt tiefgekühlt erhältlich und können ohne weiteren Aufwand jederzeit verwendet werden. Perfekt, um jedes Gericht abzurunden und um Salatdressings, Kräuterquark und -butter selbst herzustellen.

Bei Konserven sieht es in puncto Vitaminen schlechter aus, außer bei Tomaten und Hülsenfrüchten, die sich gut auf Vorrat in Dosen lagern lassen. Empfehlenswert sind auch passierte Tomaten, mit denen sich im Handumdrehen eine frische Tomatensoße oder -suppe zubereiten lässt, die kaum länger dauert als das Tütenaufreißen, bezüglich Geschmack und Nährstoffgehalt aber jedem Fertigprodukt um Längen überlegen ist.

Produkte aus dem Kühlregal kommen oft ohne Zusatzstoffe aus, sind dafür aber nur begrenzt haltbar. Aber Nudeln, Reibekuchen oder Pizza zum Selbstbelegen geraten selten in Gefahr, die Mindesthaltbarkeit zu überschreiten.

Selbst gekochtes lässt sich in vielen Fällen gut auf Vorrat zubereiten und in einzelnen Portionen einfrieren. Wenn Sie sich einmal die Mühe machen zu kochen, ist es kaum mehr Aufwand, ein paar Portionen mehr zu machen. Vor allem bei Gemüsesuppen und -soßen ist das einfach und praktisch und auch selbst gemachte Pizza oder

Lasagne lassen sich gut einfrieren. Ebenso lohnt sich bei Marmeladen das Selbermachen. Zum einen wissen Sie dann, was drin ist, zum anderen können Sie Ihrer Kreativität freien Lauf lassen. Als kleines Geschenk oder Mitbringsel ist selbst gekochte Marmelade immer gern gesehen.

Wer bisher beim Kochen viel mit den Wunder-waffen der Lebensmittelindustrie gekocht hat, wird sich wundern, wenn die Geschmacks-nerven nicht mehr mit Massen an Glutamat & Co, bombardiert werden. Eine gewisse Umstellung ist nötig, dann ergibt sich aber auch die Chance, Gerichte ganz dem eigenen Geschmack entsprechend zuzu-bereiten. Grundsätzlich wirkt es sich positiv auf den Geldbeutel aus, wenn in der Küche mehr "do it yourself" betrieben wird. Grund genug, das Geld in hochwertigere Lebensmittel zu stecken.

Vielen Anfängern fällt es schwer, ohne industrielle Hilfsmittel zu kochen, aber ein Kochrezept ist leicht zu befolgen, und wenn der Anfang mit simplen Gerichten gemacht ist, die gelingen, kommt auch der Mut, sich Schritt für Schritt zu steigern. Im Anhang dieses Buches einige einfache Rezepte zu finden, bei denen kaum was falsch gemacht werden kann und die sich gut als Einstieg für Kochneulinge eignen.

# Tipps für schlankes Essen

Wenn Sie Ihr Essen selbst zubereiten, haben Sie Einfluss auf die Menge an ungesundem Fett und Zucker, die in Ihrem Essen enthalten ist, und das ist in der Regel weniger, als in der industriell hergestellten Nahrung. Selber kochen hat zudem den Vorteil, versteckte Kalorienbomben zu vermeiden und mit leichteren Alternativen ersetzen zu können.

Fett ist der Geschmacksträger schlechthin und vor allem die ungesättigten Fettsäuren sind absolut notwendig für eine gesunde Ernährung und einen funktionierenden Stoffwechsel. Allerdings hat Fett auch die meisten Kalorien. In der leichten Küche wird daher viel mit Kräutern und Gewürzen gearbeitet, die jedem Gericht ihre besonderen Aromen verleihen. Optimal sind natürlich frische Kräuter aus dem Garten oder von der Fensterbank. Die meisten Kräuter werden den Gerichten am Ende der Garzeit oder nach dem Kochen zugegeben, um ihre wertvollen Inhaltsstoffe nicht zu zerstören. Tiefgefrorene Kräuter stehen den frischen Kräutern in puncto Nährstoffen kaum etwas nach, sind schon verzehrfertig zubereitet und in praktischen Mischungen erhältlich. Getrocknete Kräuter sind nicht mehr ganz so hochwertig, was den Nährstoffgehalt angeht, können aber immer noch gut zum Würzen verwendet werden. Überhaupt keinen Nährwert haben eingelegte Kräuter, die sollten die letzte Alternative sein, wenn wirklich gar nichts anderes mehr vorhanden ist.

Frische Kräuter sind so schmackhaft, dass sie sich als Brotbelag eignen. Vollkornbrot mit Butter bestreichen, salzen und mit klein geschnittenem Schnittlauch bestreuen. Oder Brot mit Tomatenmark bestreichen, salzen und mit Basilikumblättern belegen.

Zu den üblichen Verdächtigen, was die Dickmacher angeht, gehören schwere Soßen. Sie können häufig mit Gemüsesoßen ersetzt werden. Der Klassiker ist sicherlich die Tomatensoße, aber auch Soßen aus Pilzen, Zucchini, Möhren oder Kürbis können oft die bessere und leichtere Wahl sein. Anstatt Sahne kann in vielen Fällen Milch, Schmand oder auch Frischkäse verwendet werden.

Salat enthält hauptsächlich Wasser und weniger Nährstoffe als früher angenommen, liefert aber einige sekundäre Pflanzenstoffe, Provitamin A und Vitamin C. Er hat kaum Kalorien und bietet sich daher gut als "Füllmaterial" an, als Beilage oder Vorspeise, zusätzlich aufs Brot oder unter die gekochten Nudeln gemischt. Selbst gekochte Gemüsesuppe kann ebenfalls klassisch als Vorspeise gegessen werden, sie wärmt schon mal den Magen vor und stillt den ersten Hunger. Mit ein, zwei Scheiben Brot oder einem Vollkornbrötchen ist ein großer Teller Suppe eine vollwertige Mahlzeit, wenn das Kalorienkontingent für den Tag nicht mehr so viel hergibt.

Gemüse ist generell eine gute Möglichkeit, Portionen auf kalorienarme Weise zu vergrößern. Möhren oder Zucchini etwa können mit einem Spiralschneider in Spaghettiform gebracht werden und so ein Nudelgericht auf sehr gesunde und kalorienarme Weise auffüllen. Es reicht aber auch ein Sparschäler, mit dem Gemüse in Streifen geschnitten und mitgekocht wird.

Pizza und Pommes lassen sich leicht selbst machen und sind weniger fetthaltig, wenn sie aus der eigenen Küche kommen; eine leckere Variante sind übrigens Kürbis-Pommes.

Fruchtjoghurt oder -quark kann ebenfalls einfach selbst hergestellt werden, indem Marmelade - vorzugsweise selbst gemachte - in das pure Produkt eingerührt wird. Sehr gut eignet sich dafür Soja-Joghurt, der je nach Hersteller von Natur aus eine leichte Vanillenote hat und sich daher optimal mit den Früchten aus der Marmelade ergänzt. Für den süßen Zahn kann auch etwas entöltes Kakaopulver und Ahornsirup in den Joghurt gerührt werden, eine schmackhafte Alternative zu schweren Cremes und Puddings.

Bei Light-Produkte ist Vorsicht geboten, weil manche, beispielsweise Käse oder Joghurt, durchaus mehr Kalorien haben können als die "normale" Variante. Hier sollte eher die Frage des Geschmacks entscheiden.

# Richtig trinken

Häufig lassen sich bei Getränken ebenfalls eine Menge Kalorien einsparen und oft wird Durst mit Hunger verwechselt. Viel Trinken ist wichtig, 1,5-2 Liter pro Tag sollten es schon sein. Die doppelte Menge ist angesagt, wenn Sie viel schwitzen, sei es wegen Hitze oder Sport, und wenn Sie abnehmen, denn dann werden Rückstände im Körper freigesetzt, die sich über die Nahrung in den Fettdepots eingelagert haben. Ein Mangel an Flüssigkeit kann zu Störungen des körpereigenen Elektrolythaushalts führen. Eine zu geringe Flüssigkeitszufuhr kann Ursache für Kopfschmerzen, Verdauungsprobleme und Erkrankungen an Niere und Blase sein.

Aber wie trinkt man richtig? Möglichst nicht erst, wenn ein Durstgefühl eingetreten ist, denn dann ist es eigentlich schon zu spät. Halten Sie ständig ein gefülltes Glas oder eine Flasche bereit, trinken Sie regelmäßig über den ganzen Tag verteilt und fangen Sie schon morgens damit an. Am besten ist natürlich Wasser, das sich mit frischem Zitronensaft, Minzeblättern oder Zitronenmelisse aufpeppen lässt.

Kräuter- oder Früchtetees sind ebenfalls sehr gut geeignet und sind nicht nur warm, sondern auch kalt sehr gute Durstlöscher. Eine Kanne

Hagebuttentee lässt sich lauwarm leicht wegtrinken und Pfefferminztee ist gekühlt sehr erfrischend, ebenso wie grüne Tees. Auch hier gibt Zitrone, Minze oder Melisse dem Getränk noch eine geschmackliche Extranote. Wer es etwas süßer mag, verwendet am besten Ahornsirup oder Agavendicksaft.

Ingwer lässt sich ebenfalls gut mit verschiedenen Teerichtungen kombinieren. Ein Ingwertee ist leicht selbst gemacht, vom frischen Ingwer ein Stück abschneiden, schälen, in eine Tasse oder Kanne geben und mit heißem Wasser aufgießen. 10 Minuten ziehen lassen und den Ingwer herausholen, fertig ist der Tee. Wer mag, kann auch noch etwas frischen Orangensaft hinzufügen.

Der Handel bietet eine große Auswahl an aromatisierten Tees, wie etwa Erdbeer-Sahne oder Karamell, die auch durchaus mal die Lust auf Süßes befriedigen können.

Kaffee zählt zum Flüssigkeitsaufkommen, wenn weniger als die Hälfte der täglichen Flüssigkeitszufuhr aus Kaffee stammt. Schwarzer Kaffee hat natürlich keine Kalorien, anders sieht es aus, wenn der Kaffee mit Sirup oder "süß und blond" ist, also mit Zucker und Milch. Für Süßstoffe in Kaffee und anderen Getränken gilt im Prinzip das, was auch schon im Kapitel "Chemie im Essen" beschrieben worden ist.

Fruchtsäfte sind zwar gesund, aber auch nicht arm an Kalorien. Bei großen Mengen kommt einiges zusammen. Säfte sollten daher am besten stark mit Wasser verdünnt getrunken werden. Beim Kauf darauf achten, dass dem Saft kein Zucker zusätzlich hinzugefügt worden ist.

Alkohol ist zum Abnehmen ganz schlecht. Zum einen enthält er viele Kalorien, zum anderen hemmt er den Stoffwechsel und damit den Fettabbau.

# Sich regen bringt Segen

Sport ist nicht zwingend notwenig, um abzunehmen, es geht auch ohne. Mit Sport wird es allerdings bedeutend einfacher. Gerade wer wegen seines geringen Leistungsumsatzes eine niedrige Differenz zwischen dem Grundumsatz und dem Gesamtumsatz hat, hat kaum Spielraum und kann sich nur wenige Ausrutscher erlauben. Mit zusätzlichem Sport kann die Hälfte der beim Sport verbrauchten Kalorien gegessen werden, die andere Hälfte geht mit in die Energiebilanz ein. Das bedeutet mit anderen Worten: Sie können mehr essen und nehmen auch noch schneller ab. Zudem werden durch Sport Muskeln aufgebaut, die auch im Ruhezustand mehr Energie verbrauchen. Mit einem höheren Anteil an Muskelmasse erhöht sich der Grundumsatz, wodurch wiederum eine höhere Kalorienzufuhr erlaubt ist. Sport sorgt für eine bessere Durchblutung, der Körper wird straffer, der Gang elastischer, der Schlaf wird besser, das Wohlbefinden gesteigert.

Nun löst alleine der Begriff "Sport" bei vielen Menschen beinahe eine allergische Reaktion aus. Sport ist mit Anstrengung verbunden, mit Schwitzen und mit Wettkampf. Möglicherweise kommen unglückselige Erinnerungen an den Unterricht in der Schule hoch, als Sie bei der

Teamauswahl als einer der Letzten auf der Bank saßen. Heute, untrainiert und übergewichtig, möchten Sie sich nicht den feixenden Blicken der schlanken Schönheiten und muskelbepackten Jünglingen im Fitnessstudio aussetzen oder dabei beobachtet werden, wie Sie im Park nach 500 Metern fast auf dem Zahnfleisch gehen.

Solche Gedanken brauchen Sie sich nicht zu machen. Zum einen ist es völlig egal, was andere denken, und selbst wenn es Sie stört: Es kommt auch bei schlanken Menschen positiv an, wenn sich jemand mit Übergewicht sportlich betätigt. Immerhin tun Sie etwas, anstatt auf der Couch zu sitzen. Zum anderen sind Fitnessstudios entgegen der landläufigen Meinung nicht nur von Muskelprotzen bevölkert, sondern in erster Linie von Menschen, die die gleichen Probleme und das gleiche Ziel haben wie Sie: Ein paar Pfund abzunehmen und sich dabei in Form bringen. Bevor Sie loslegen, ist aber ein gesundheitlicher Check-up beim Arzt in jedem Fall ratsam, vor allem wenn Sie sich lange Zeit nicht sportlich betätigt haben und zudem einiges an zusätzlichen Kilos mit sich herumtragen.

Fitnessstudios sind natürlich nicht der einzige Ort, um sich in Form zu bringen, auch wenn sie optimal dafür ausgestattet sind, Muskeln aufzubauen und den Körper gezielt zu definieren. Vielleicht ist keines in Ihrer Nähe, oder es fehlt das Geld oder Sie haben dazu schlichtweg keine Lust. Dann suchen Sie sich etwas anderes, etwas das Ihnen gefällt und an dem Sie lange Spaß haben werden. Wichtig ist nur, dass Sie sich bewegen und dazu finden sich im Alltag viele Gelegenheiten. Steigen Sie nach der Arbeit ein paar Stationen vor Ihrem Ziel aus dem Bus aus und laufen Sie den Rest. Stellen Sie Ihren Wagen nach der Heimfahrt zu Hause ab und gehen Sie erstmal eine halbe Stunde spazieren. Packen Sie Ihr Kind in den Kinderwagen und schieben es durch den Park. Gehen Sie anschließend nach Hause und machen Sie ein paar Liegestütze, ein paar Sit-ups oder ein paar Kniebeugen. Schon haben Sie Ihr Fitnessprogramm für den Tag erledigt.

Nehmen Sie für kürzere Strecken das Fahrrad. Machen Sie am Wochenende mit der Familie einen Radausflug ins Grüne. Kicken Sie mit Ihrem Sohn eine Runde Fußball und spielen Sie mit Ihrer Tochter Gummitwist. Oder umgekehrt. Kaufen Sie sich einen Hula-Hoop-Reifen oder ein Seilchen. Tanzen Sie. Gehen Sie in einen Tanzkurs oder tanzen Sie zu Hause für sich allein. Rollos runter, Stereoanlage an und ... Abzucken! Ist doch egal, wie es aussieht, sieht ja keiner. Kaufen Sie sich eine Fitness-DVD und trainieren Sie vor dem Fernseher. Solche DVDs sind in der Regel schon für kleines Geld erhältlich und bieten meist mehrere Workouts. Im Internet haben etliche Fitnesstrainer auf den üblichen Kanälen Videos von ihren

Programmen eingestellt. Von BOP über Zumba bis Yoga ist dort alles vorhanden, für Anfänger oder Fortgeschrittene und mit unterschiedlicher Laufzeitdauer. Völlig kostenlos können Sie im stillen Kämmerlein nach Herzenslust ausprobieren, ob für Sie das Passende dabei ist.

Melden Sie sich im Wanderverein an oder im Ruderverein. Lernen Sie Kickboxen. Egal was Sie machen, Ihr Körper wird es Ihnen danken, denn er ist nicht für die Bewegungslosigkeit gemacht. Ob die Kondition beim Laufen, die Gelenkigkeit beim Yoga oder die Wiederholungen bei den Liege-stützen, bei regelmäßigem Training werden Sie schnell erste Erfolge bemerken. Es gibt unzählige Freizeitaktivitäten, bei denen der Spaß an der Sache im Vordergrund steht und der Kalorienverbrauch nur ein willkommener Nebeneffekt ist. Für Sie ist mit Sicherheit auch das Richtige dabei.

# Rezepte

Um Menschen, die sich hauptsächlich von Fix- und Fertigprodukten ernähren, einen kleinen Anstupser in Richtung Selbermachen zu geben, sind diesem Buch ein paar Rezepte beigefügt. Alle Gerichte sind vegetarisch und einfach und schnell zuzubereiten. Die Zutaten stammen aus den üblichen Supermärkten und Discountern, die es in Deutschland in so ziemlich jedem Ort gibt, auf exotische Produkte wurde komplett verzichtet.

# Gemüsesuppe

1 kg Suppengemüse(entweder das fertig zusammengestellte Gemüse aus der Gemüseabteilung oder separat Möhren, Sellerie, Porree, Petersilienwurzel, Pastinaken, Lauchzwiebeln, Kohl, Zucchini, Paprika)

Kräuter (nach Geschmack Petersilie, Schnittlauch, Dill, Liebstöckel, Thymian, Basilikum, Oregano, Salbei, Bärlauch)

1 Zwiebel

2 EL Rapsöl

Salz, Pfeffer

Zwiebel und Suppengemüse waschen, putzen und klein schneiden. In einem Topf das Öl erhitzen, die gehackte Zwiebel darin andünsten. Das Suppengemüse dazugeben und den Topf mit 1,5 l Wasser auffüllen. Gut salzen und pfeffern und etwa eine halbe Stunde zugedeckt bei niedriger Hitze köcheln lassen, anschließend abschmecken. Wer die Suppe etwas sämiger mag, kann sie mit dem Passierstab pürieren. Die Suppe auf Tellern anrichten und die Kräuter hinzugeben.

Tipp: Im Prinzip wird jede Suppe ähnlich zubereitet, ob Sie nun eine Gemüsesuppe, eine Pilzsuppe, eine Tomatensuppe oder eine Erbsensuppe haben möchten, das ist alles eine Frage der Zutaten. Nach Geschmack können Sie noch Kartoffeln, Reis oder Nudeln mitkochen; um eine cremige Suppe z.B. aus Pilzen zu erhalten, fügen Sie am Schluss Milch oder auch einen Schuss Sahne hinzu. Bei den Gewürzen können Sie ebenfalls kreativ werden: Zu Möhren passt sehr gut Curry und Kurkuma, zu Blumenkohl eine Prise Muskat und zu der Pilzsuppe ein wenig Zitronensaft. Eine sehr gute Basis für Gemüsesuppen ist Salzgemüse (siehe nächstes Rezept).

# Eingelegtes Gemüse

Suppengemüse und Kräuter (siehe Rezept für Gemüsesuppe) , Salz

Suppengemüse und Kräuter waschen, fein würfeln und mit Salz im Verhältnis 7:1 gut vermischen. Auf 2,1 kg geputztes Gemüse und Kräuter kommen demnach 300g Salz. In saubere Schraubgläser füllen und sorgfältig verschließen. Kühl und dunkel gelagert hält sich ein Glas bis zu einem Jahr.

Tipp: Das eingelegte Gemüse ist prima als Würze für Brühe, Suppen, Soßen und Salate geeignet und ist im Gegensatz zu den meisten im Handel erhältlichen Varianten frei von Chemie. Wegen der langen Haltbarkeit lässt es sich gut in großen Mengen auf Vorrat herstellen, dafür empfiehlt sich dann aber schon die Anschaffung (oder auch das Ausleihen) einer Küchenmaschine.

# *Kräuterquark*

250 g Speisequark

2 Lauchzwiebeln

Kräuter (Schnittlauch, Petersilie etc.)

Salz, Pfeffer

Lauchzwiebeln und Kräuter putzen, waschen und zerkleinern. Quark mit Salz und Pfeffer würzen, zerkleinerte Zwiebeln und Kräuter unterrühren. Mindestens 20 Minuten ziehen lassen, nochmals verrühren.

# *Spaghetti mit Tomatensoße*

Für 2 Portionen:

250g Dinkelnudeln

500g passierte Tomaten

1 mittelgroße Zwiebel

1 Knoblauchzehe

30g geriebener Käse

2 EL Rapsöl

1 halbe Zitrone

frischer Basilikum

Majoran, Oregano (getrocknet)

Paprikapulver

Salz, Pfeffer

Die Nudeln nach Packungsanweisung kochen und in einem Sieb abtropfen lassen. Zwiebel und Knoblauch schälen und klein hacken. Das Öl in einen Topf geben, erhitzen und die geschnittenen Zwiebeln darin glasig dünsten. Den gehackten Knoblauch hinzufügen, kurz mitrösten und die passierten Tomaten dazugeben. Salzen und pfeffern, die Soße kurz aufkochen lassen.

Den Herd ausschalten, jeweils ein TL Majoran und Oregano, eine Prise Paprika und den Saft der Zitrone hinzufügen, und die Soße umrühren. Die gekochten Nudeln auf Tellern anrichten, die Soße darüber geben und mit dem geriebenen Käse und frischen Basilikumblättern bestreuen.

Nährwerte pro Portion:

etwa 2500 kJ/600 kcal

12g Fett/etwa 19%

89,5g Kohlenhydrate/etwa 64%

24,3g Protein/etwa 17%

Ballaststoffe 19,3g

Tipp: Bei diesem Gericht lassen sich die Portionen gut mit zusätzlichem Gemüse strecken. So können mit den Nudeln beispielsweise Erbsen oder Broccoli oder mit der Soße Spinat mitgekocht werden.

# Nudeln mit Erdnusssoße

250g Nudeln

3-4 EL (etwa 60g) Erdnussmus

500 tiefgefrorenen Broccoli

300g frische Möhren

1 Knoblauchzehe

3 EL Sojasoße

1-2 EL Zitronensaft

Salz, Pfeffer

Paprikapulver

Kurkuma

Nudeln nach Packungsanweisung kochen, in der Zwischenzeit die Knoblauchzehe schälen und klein hacken und die Möhren putzen, schälen und mit einem Kartoffelschäler in grobe Streifen raspeln. Den Topf mit den gar gekochten Nudeln rechtzeitig vom Herd nehmen, die Nudeln in ein Sieb schütten und abtropfen lassen.

Eine große Pfanne auf die warme Herdplatte stellen und bei mittlerer Hitze 50 ml Wasser in die Pfanne geben, die tiefgefrorenen Broccoliröschen, die Möhrenstreifen und den Knoblauch hinzufügen. Die Sojasoße und das Erdnussmus in die Pfanne geben, alles gut salzen, pfeffern und miteinander verrühren.

Das Essen in der Pfanne etwa 10 Minuten simmern lassen, bis die Broccoli gar sind; zwischendurch umrühren. Dann den Herd ausschalten und den Zitronensaft über die Broccoli geben. Alles mit Kurkuma und Paprikapulver würzen, anschließend gut durchrühren. Die abgetropften Nudeln in die Pfanne geben, mit dem Gemüse und der Soße vermischen, auf Teller anrichten und noch etwas Paprika und Kurkuma über das Gericht streuen.

Tipp: Wer es gerne schärfer mag, kann statt Paprikapulver zum Würzen auch Chili verwenden.

Nährwerte pro Portion:

Pro Portion etwa 2000kJ/480kcal

Fett 13,6g/entspricht 25%

Kohlenhydrate 62,8g/entspricht 54%

Protein 24,5g/entspricht 21%

Ballaststoffe 19,2g

# Nudeln mit grünem Spargel und Champignons

Für 3 Portionen:

250g Dinkelnudeln

500g grüner Spargel

200g Champignons, tiefgefroren

150g Frischkäse

1 mittelgroße Zwiebel

30g geriebener Käse

2 EL Rapsöl

1 halbe Zitrone

Salz, Pfeffer

Die Nudeln nach Packungsanweisung kochen und in einem Sieb abtropfen lassen. Den Spargel waschen, an den dicken Stielenden ein kurzes Stück abschneiden und, falls vorhanden, verhärtete oder getrocknete Teile der Schale entfernen. Die Spargelstangen der Länge nach in zwei Hälften teilen, dickere Stangen dritteln.

Zwiebel schälen und klein hacken. Das Öl in einen Topf geben, erhitzen und die geschnittenen

Zwiebeln darin glasig dünsten. Die gefrorenen Champignons dazugeben und bei mittlerer Hitze im Topf auftauen lassen, den Spargel hinzufügen. Alles salzen und pfeffern, den Frischkäse hinzugeben und einrühren, bis die Soße eine angenehme Konsistenz hat.

Den Herd ausschalten, den Zitronensaft hinzufügen, umrühren, und die gekochten Nudeln mit dem Gemüse und der Soße vermischen. Auf Tellern anrichten und mit dem geriebenen Käse bestreuen.

Nährwerte pro Portion:

etwa 2012 kJ/480 kcal

15,6g Fett/etwa 29%

57,1g Kohlenhydrate/etwa 49%

24,9g Protein/etwa 21%

Ballaststoffe 10,4g

# Rosmarinkartoffeln

1 kg Kartoffeln

2 Knoblauchzehen

2 Zweige Rosmarin

30ml Rapsöl

Salz

Kartoffeln kochen und schälen, längs vierteln, große Kartoffeln einmal quer durchschneiden.

Das Fett in einer Pfanne erhitzen, die Kartoffeln dazugeben, salzen, und bei etwas mehr als mittlerer Temperatur anrösten.

Die Knoblauchzehen schälen und klein hacken, die Rosmarinzweige waschen, von den Nadeln befreien und die größeren Nadeln durchschneiden.

Wenn die Kartoffeln schön braun sind, den Knoblauch und die Rosmarinnadeln dazugeben und noch einige Minuten mitbraten.

Nährwerte pro Portion:

1014 kJ/242 kcal

7g Fett/entspricht 26%

37,8g Kohlenhydrate/entspricht 65%

5,g Protein/entspricht 9%

Ballaststoffe 5,3 g

# Mediterrane Bratkartoffeln

Für 4 Portionen:

1,5 kg Kartoffeln

500g Tomaten

500g Champignons, tiefgefroren

500g Erbsen, tiefgefroren

200g Schafskäse

2 mittelgroße Zwiebeln

20ml Rapsöl

Rosmarin, frisch

Salbei, frisch

Oregano, frisch oder getrocknet

Basilikum, frisch

Paprikapulver

Salz, Pfeffer

Die gefrorenen Champignons und Erbsen auftauen und abgießen. Kartoffeln schälen und in Scheiben schneiden. Das Fett in einer Pfanne erhitzen, die Kartoffeln darin anrösten, salzen und pfeffern, etwa

15 Minuten anbraten. Die Zwiebeln schälen und hacken und mit den Erbsen und Pilzen in die Pfanne geben.

Die Tomaten waschen, putzen, in Würfel schneiden, Rosmarinnadeln, Salbeiblätter und ggf. den Oregano waschen und klein schneiden und alles zu den Bratkartoffeln hinzufügen, erneut salzen, pfeffern. Etwa 10 Minuten bei mittlerer Temperatur simmern lassen.

Den Schafskäse in Würfel schneiden. Am Ende der Garzeit den Herd ausschalten, die Kartoffelpfanne mit Paprika würzen und umrühren und die Schafskäsewürfel auf der Pfanne verteilen. Die Resthitze ausnutzen und die Pfanne noch etwa 2 Minuten auf dem Herd lassen.

Inhalt der Pfanne auf Tellern anrichten, den frischen Basilikum auf jeder Portion verteilen.

Nährwerte pro Portion:

etwa 2440 kJ/583 kcal

etwa 19g Fett/entspricht 30%

etwa 68,3g Kohlenhydrate/entspricht 49%

etwa 28,4g Protein/entspricht 21%

Ballaststoffe 15 g

# Pellkartoffeln mit Schnittlauchquark

Für 4 Portionen:

1 kg Kartoffeln

500g Quark (20%)

200ml Milch

1 kleine Zwiebel

Schnittlauch

Salz, Pfeffer

Kartoffeln unter fließendem Wasser gründlich abbürsten und waschen, in einen Topf geben, Salz hinzufügen und den Topf bis knapp oberhalb der Kartoffeln mit Wasser füllen. Deckel auf den Topf, die Kartoffeln aufkochen und zugedeckt 20-30 Minuten garen lassen.

Die Zwiebel putzen und schälen, den Schnittlauch waschen und schneiden, beides fein hacken. Quark mit der Milch cremig rühren, salzen und pfeffern, die gehackte Zwiebel und den Schnittlauch unterrühren. Den Quark etwas ziehen lassen.

Mit einem Messer in die Kartoffeln stechen. Rutschen sie leicht vom Messer, sind sie fertig.

Kartoffeln abschütten und abkühlen lassen. Die Kartoffeln pellen, mit Salz bestreuen und gemeinsam mit dem Quark anrichten.

<u>Tipp:</u> In einen Kräuterquark passen auch andere Kräuter wie etwa Petersilie, Kresse oder Dill. Frühlingszwiebeln mitsamt Lauch sind ebenfalls eine Bereicherung, ebenso wie klein gedrückter Knoblauch oder klein geschnittene Gurken, Paprika oder Peperoni. In einem geschlossenen Behälter hält sich der fertige Quark 2-3 Tage im Kühlschrank und schmeckt lecker als Brotaufstrich oder als Dipp zu Rohkost.

# *Pellkartoffeln nach Spreewälder Art*

Für 4 Portionen:

1 kg Kartoffeln

500g Weißkäse oder Schichtkäse 10% Fett i. Tr.

2 Zwiebeln

100 ml Leinöl

Kartoffeln gründlich waschen und abbürsten, in einen Topf geben, und den Topf bis knapp oberhalb der Kartoffeln mit Wasser füllen. Deckel auf den Topf, die Kartoffeln aufkochen und zugedeckt 20-30 Minuten garen lassen.

Zwiebeln putzen, schälen und hacken. Mit einem Messer in die Kartoffeln stechen. Rutschen sie leicht vom Messer, sind sie fertig. Kartoffeln abschütten und abkühlen lassen. Die Kartoffeln pellen und gemeinsam mit dem Weißkäse und den Zwiebeln anrichten, Leinöl darüber geben.

Tipp: Diese klassische Spezialität aus dem Spreewald kann auf Salz und Pfeffer verzichten, aber es gehört unbedingt Leinöl dazu. Leinöl ist ein sehr hochwertiges Öl mit einem hohen Anteil an gesunden Omega 3-Fettsäuren. Es sollte möglichst frisch sein und die angebrochene Flasche sollte innerhalb von zwei Monaten aufgebraucht werden. Leinöl darf nicht erhitzt werden und wird am besten kühl und dunkel, vorzugsweise im Kühlschrank, aufbewahrt.

Nährwerte pro Portion:

etwa 2100kJ/500kcal

Fett 25,9g/entspricht 47%

Kohlenhydrate 43,7g/entspricht 36%

Protein 20g/entspricht 17%

Ballaststoffe 6g

# Winterliche Kartoffelpfanne

Für 4 Portionen:

1,5 kg Kartoffeln

1 Dose (400g Füllgewicht) Weiße Bohnen

1 Dose Kichererbsen

1 Dose Linsen, tafelfertig

200g Schafskäse

2 mittelgroße Zwiebeln

20ml Rapsöl

Balsamico Essig

Petersilie

Paprikapulver

Kurkuma

Salz, Pfeffer

Kartoffeln schälen und in Würfel schneiden. Das Fett in einer Pfanne erhitzen, die Kartoffeln darin anrösten, salzen und pfeffern. Bohnen, Erbsen und Linsen in ein Sieb geben und abbrausen. Die Zwiebeln schälen und hacken, Petersilie waschen und zerkleinern.

Nachdem die Kartoffeln etwa 15-20 Minuten gebraten haben, die abgetropften Hülsenfrüchte aus dem Sieb in die Pfanne geben, salzen und pfeffern und mit den Kartoffeln vermischen. Die Zwiebeln dazugeben, unterrühren und den Inhalt der Pfanne bei mittlerer Hitze 10-15 Minuten weiterrösten lassen, zwischendurch umrühren.

Den Schafskäse in Würfel schneiden. Am Ende der Garzeit den Herd ausschalten, die Kartoffelpfanne mit Paprika und Kurkuma würzen und die Schafskäsewürfel auf der Pfanne verteilen. Die Resthitze ausnutzen und die Pfanne noch etwa 2 Minuten auf dem Herd lassen.

Das Essen auf Tellern anrichten, auf jede Portion etwa 2 El Essig verteilen und mit der Petersilie garnieren.

Nährwerte pro Portion:

etwa 2720 kJ/650 kcal

etwa 19,7g Fett/entspricht 27%

etwa 87,4g Kohlenhydrate/entspricht 56%

etwa 26,8g Protein/entspricht 17%

Ballaststoffe 16,9 g

# Currywurst und Wedges

Für 4 Portionen:

1,5 kg Kartoffeln

350g Veggie Bratwürstchen

500g passierte Tomaten

2 mittelgroße Zwiebeln

1 Knoblauchzehe

40ml Rapsöl

1 EL Agavendicksaft

4 EL Essig

1 EL Sojasoße

je 1 TL Kurkuma, Paprikapulver, Currygewürz

Salz, Pfeffer

Kartoffeln schälen, vierteln, große Kartoffeln noch einmal quer durchschneiden. In eine Schüssel geben, 4 EL Öl hinzufügen, salzen und pfeffern und gut durchmischen. Die Kartoffeln auf einem mit Backpapier belegten Blech verteilen, in den vorgeheizten Backofen (Umluft 180 Grad) schieben und 25-30 Minuten backen.

Zwiebeln und Knoblauch schälen und fein hacken. 2 EL Öl in einem Topf erhitzen, die Zwiebeln darin glasig dünsten, dann den Knoblauch hinzufügen und kurz mitrösten. Die passierten Tomaten in den Topf gießen, salzen und pfeffern, den Agavendicksaft und die Sojasoße hinzufügen und die Soße kurz aufkochen lassen. Die Platte auf kleine Stufe stellen, Essig, Curry, Kurkuma und die Hälfte des Paprikapulvers zur Soße geben, einrühren, und das Ganze vor sich hin köcheln lassen. Währenddessen in einer Pfanne die Bratwürstchen mit den restlichen 2 EL Öl anbraten.

Die knusprig braunen Kartoffelwedges aus dem Backofen nehmen, zurück in die Schüssel geben und mit Paprika und Kurkuma bestreuen. Gut durchrühren und die Wedges auf Tellern verteilen, dazu die Würstchen anrichten und die Soße darüber geben.

Nährwerte pro Portion:

etwa 2425 kJ/580 kcal

etwa 19,6g Fett/entspricht 31%

etwa 64,1g Kohlenhydrate/entspricht 46%

etwa 32,1g Protein/entspricht 23%

Ballaststoffe 11,5 g

# Gemüse-Reispfanne mit Tofu und Erdnussoße

Für 4 Portionen:

250 g (roh) Wildreis

400g Tofu

400g Champignons, tiefgefroren

400g Broccoli, tiefgefroren

200g Erbsen, tiefgefroren

2 mittelgroße Zwiebeln

4 Knoblauchzehen

40 ml Sojasoße

20ml Rapsöl

40g Erdnussmus

Paprikapulver

Kurkuma

Salz, Pfeffer

Den Tofu in kleine Würfel schneiden, Zwiebeln und Knoblauch schälen und klein hacken und gemeinsam mit dem Tofu in eine Schale geben. Die

Sojasoße hinzufügen, verrühren und den Tofu mindestens eine halbe Stunde durchziehen lassen. Das Gemüse auftauen, den Reis nach Packungsanweisung kochen. Bei beidem das überschüssige Wasser abgießen.

In einer Pfanne das Öl erhitzen und den Inhalt aus der Schale mit dem Tofu hinzufügen und einige Minuten anbraten. Das Gemüse und den Reis dazugeben, salzen und pfeffern und einige Minuten mitdünsten. Dann mit Paprika und Kurkuma würzen und das Erdnussmus unterrühren.

Den Herd ausschalten, das Essen in der Pfanne noch zwei Minuten simmern lassen und dann auf Tellern anrichten

Nährwerte pro Portion:

etwa 2238 kJ/534 kcal

etwa 19,6g Fett/entspricht 32%

etwa 57,2g Kohlenhydrate/entspricht 44%

etwa 31,2g Protein/entspricht 24%

Ballaststoffe 9,9 g